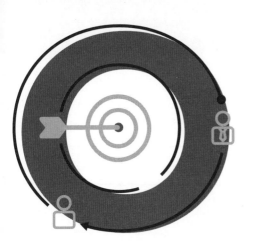

U0082267

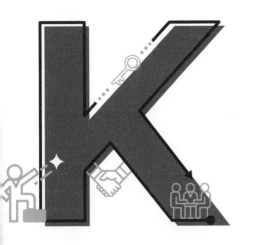

速解OKR

開啓企業經營與
管理的顛覆式革命

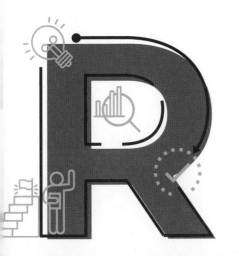

蘭堉生
王星威

著

to Amy

Deep appreciation for all of your tolerance with a bad boy!

Michael

to Erica

Your gentle companion is the best !

Ben

以全方位角度理解 OKR 的指南

這幾年 OKR 因為 Google 使用其作為內部的管理工具，加上許多科技公司與新創企業運用的案例透過媒體或社群傳播為人所知，開始引發許多企業的關注，希望可以藉此提升營運效率。不過觀察下來能夠實際導入運用的企業卻屈指可數，原因不外乎以下幾點：

1. 徒具形式，對 OKR 的精神不求甚解
2. 不了解如何由現有的管理制度成功轉換為使用 OKR
3. 沒做好與組織內其他的管理工具與制度面的對接整合
4. 無法堅持，中途放棄

我因為擔任一些企業的數位轉型顧問，也有嘗試建議運用 OKR 作為數位轉型過程中的管理工具，從企業內部在與員工溝通 OKR 的精神與做法，以及在導入後實際追蹤執行情況的過程裡，明顯的感受到企業主、主管與員工對於運用 OKR「看似簡單但不容易」的執行過程的困惑與不適應。

雖然市面上已經有數本以 OKR 為主題的書籍，不過有的比較像是心法與案例，比較欠缺導入的步驟指引。而有些又太類似操作手冊，仍無法明確解答組織在「為何導入」「如何根據組織特性規劃導入策略」等深入的問題。

上述的問題，《速解 OKR》可說是目前中文版書籍中，以最全面視角涵蓋 OKR 不同層次、面相主題的一本著作。本書兩位作者，蘭老師以其資深人力資源領域權威的學養以及多年來在科技產業的 OKR 導入實戰經驗，加上王老師數十年高階經理人的歷練，充份解答了實務上企業在導入 OKR 的過程中需要了解並具有的各項觀念，也讓企業導入 OKR 的過程有了具體的方向與進程。全書就 OKR 的發展歷程、主要觀念、與現有管理工

具或績效考核工具的比較、導入需克服的問題、人力資源制度如何搭配等重要主題均有深入淺出地闡釋，輔以明確易懂的圖解，讓讀者可以充分理解與吸收。

　　無論您是希望徹底了解 OKR 的完整面相，抑或是希望可以成功運用 OKR 進行組織管理，《速解 OKR》都是您不可缺少的一本指引，誠摯推薦。

數位轉型顧問 李全興（老查）

一本 OKR 之「經師」與「業師」共創結晶

　　關於人資專業以及管理實務，我有兩位很重要的導師，一位是蘭堉生老師，一位是王星威老師 (其實我平常都是稱呼他 Ben 哥)。其中在學習的面向上，我跟蘭老師學習的比較偏人資專業，所以嚴格來說，蘭老師是我的經師；而跟 Ben 哥學習的，則比較偏管理實務，所以他算是我的業師。

　　我不算是稟賦佳資質聰慧的學生，但兩位老師則在揉合管理與人資這件事上，堪稱「達人級」的人物。2018 年底，在我的提議下，兩位老師合開了「敏倢人資整合服務」這家公司。去年這家公司算是異軍突起，業務展開的紅紅火火。但不瞞各位，這家公司其實成立之初的最重要目的，就是希望能夠有效的倡議「OKR」這個重要的議題。

　　也許您會想問我，既然是要倡議 OKR，那為什麼取名「敏倢」呢？這主要是因為在前期摸索的過程中，兩位老師發現：要有敏捷管理的組織，OKR 是不可或缺的工具；而建構有效執行的 OKR 制度，則是往敏捷組織邁進的核心起點。因此要推敏捷，OKR 反而是最佳的切入點。

　　就這樣，兩位老師在去年初，隨著知名投資家 John Doerr 這位「OKR 傳教士」暢銷著作《OKR 做最重要的事》中譯本上市，去年展開了一段驚奇之旅。John Doerr 這本書是否是去年台灣最暢銷的商管書，我不敢瞎說。但 OKR 這個議題，在去年逐漸成為企業界一個「現象級」的議題，則應該會獲得許多人的認同。

　　至於為什麼關於 OKR 這個議題會有這樣的態勢發展，我個人覺得簡而言之：是因為 OKR，應該是眾多經營者與管理者在載浮載沉的管理困境中，突然發現的一塊浮木。一種具有「典

範移轉」態勢的管理發展趨勢～關於這方面更多論述與細節您可以在本書中一探究竟，我就不要不自量力的再叨叨絮絮了。

但忝爲兩位老師的小徒，對於兩位老師在 OKR 這個議題教導上的相輔相成，以及在理論探討與實務執行上的相互辯證。我有幸做爲一個小小協助者與參與者，不得不說，面對含金量如此之高的論辯，眞是一件令觀者／習者賞心悅目的知識饗宴。同時，兩位老師都胸懷廣大，銳心執意在人生的下半場，人生的智慧與經歷最成熟的階段，戮力爲台灣的企業界與人資圈，以 OKR 爲題留下一段新曲，我相信一定是未來可爲人稱頌的佳話。

最後，我想回到開頭的「經師」與「業師」這兩個稱呼上。經師指的是：所思所想，槪然成一體系，爲學習者所衷，願意全力鑽硏者。業師指的是：啓迪解惑信手拈來，匡扶正心諄諄叮嚀，孰近於一般所稱之「教練」者。

以主題倡議的角度看：OKR 做爲一個受到全球矚目「非學院產出」的議題，不能僅僅停留在概念的探討，而需要衆多實踐個案的建構，才能產生更多的影響力。而這是兩位老師不畏繁瑣，以經師與業師之綜合態，親入企業擔任顧問之動能。

而轉換到個人的視角看：一個人的知識學習與能力發展，除了自我努力外，往往更需要外部指導，而在外部協助上，「經師＋業師」的組合應該是最高效的。因此看兩位老師竟然願意將寶貴的專業晶華，悉數以文字展現於書帛之上，省卻多少人學習摸索之苦，身爲小徒怎能不簡言爲之推介。

人資小週末 創辦人 盧世安

目 錄

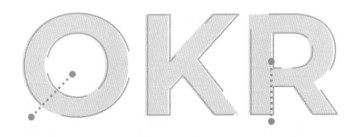

第四部　OKR 與主管管理

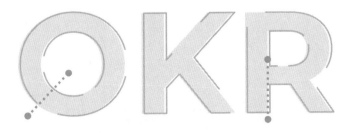

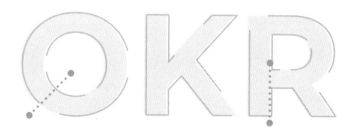

序

　　OKR 在過去十幾年逐漸成爲美國企業在目標設立與任務管理上的重要工具。2019 年初，著名風險投資人約翰·杜爾的 OKR 專書《Measure what matters》的中譯本終於出版了，立刻引起了企業界的注意，在這個氛圍下有更多的書與文章加入了 OKR 的討論。2019 下半年，蘭堉生老師邀請我一同舉辦 OKR 論壇，我也開了四次這本中文書的「讀經班」。我和蘭老師共同感覺到大部分的讀者與學員並不知道 OKR 相關名詞的定義，也不瞭解 OKR 應用所要面對的相關背景框架，更不清楚 OKR 與企業經營的關聯性。

　　蘭老師爲學員們準備的講義中，有很多這方面的內容，很受學員的歡迎！所以在 10 月初，我與他討論這樣一本 OKR 的基礎定義與框架的說明書，對於想要學習 OKR 的人與想要導入 OKR 的企業應該非常重要。因此，我們把 OKR 的故事與案例通通刪除，單單出版一本簡明的 OKR 名詞定義與框架的書。

　　希望能對想要學 OKR 的人有點幫助！

OKR 實踐家 總召集人 王星威

前言
為什麼 OKR 這麼紅呢？

在我擔任總經理的那些年，我所有的困難可以總結成三句話：

1、為公司的產品，找到一個既能成長又有利潤的策略。

2、把這個「策略解構」成數個公司組織能夠執行的方案與目標。

3、帶領高執行力團隊完成這些專案與目標。

年紀輕的時候，總覺得只要能找到一個好產品、制定一個好策略，成功與成長就一定能水到渠成。年紀漸長，吃了些苦頭之後，才漸漸地發現「策略的解構」與「組織的執行力」，才是真正困難的部分！

大部分公司都會使用 PDCA 循環，當作基本的管理工具，我也一樣！可是這個概念，卻一直無法解決我分工不清楚與責任無歸屬的問題。隨著業務的成長與組織的擴大，也用了 KPI，然而上述的問題依舊不清楚。當本位主義的困擾逐漸越來越大，我也就只好繼續尋找更好的答案！

終於在 OKR 的架構中，我可以清楚建構出企業的三層次目標主從架構：

第一層是經營層的 OKR：說明了整個公司的目標與相關子任務。

第二層是部門層的 OKR：配合部門的執掌與功能，部門主管去解構公司的 OKR，完成部門的 OKR。

第三層是個人層的 OKR：有了部門的 OKR，個人的 OKR 就可以順勢而完成。

這樣子的目標設立與管理系統，清楚了分工與責任歸屬，又有明確的主從架構，確實可以解決企業的「策略解構」困境！

在 OKR 的制度中有個特別的規定，就是目標的數量與關鍵成果的數量都有嚴格限制，而且這種限制不分階層，不論你是經營層還是部門層，都必須受到目標與關鍵成果的總量限制。在這種情況之下，企業從策略解構出來的子任務就必須詳細考慮優先次序，避免大家無限制增加目標，這樣組織的專注力就能因此大幅提升！

OKR 承襲 KPI 的優點，一樣重視量化指標，不過 OKR 發明人，也就是英特爾的前總裁安迪・葛洛夫，特別說明在用 OKR 當做企業經營管理工具的時候，要儘量優先描述質化，量化指標配合！

英特爾使用下列量化指標，這樣的分類比較清楚，也比較好用：

1、數量型指標：例如，多少個、多少人、多少錢、多少家公司等等。

2、百分比指標：成長百分率、利用率百分率等等。

3、時間型指標：某月某日完成。

清楚目標結合了量化的關鍵成果，企業在目標的追蹤管理上，就有了一個清楚可用工具！

透過 OKR 清楚地將目標組成結構，並且完成了企業策略的解構，形成了明確地分工與當責。不僅提高組織的專注力，加上清楚追蹤調整相關的目標與觀點成果，執行力也必然提升！因為這兩個特色，OKR 也就越來越受到企業的重視與歡迎！

本書共有 29 章，分爲以下六部：

第一部：OKR 的概念　共三章
說明目標設定理論的演進，由 MBO 逐漸發展出的 OKR 具有哪些基礎概念，並如何被廣泛應用於美國矽谷的企業。

第二部：OKR 與企業經營　共八章
說明企業中導入 OKR 的重要基礎規則，包含公開透明、頻繁溝通、邏輯思考，並解析 KPI 導入失敗的關鍵。

第三部：OKR 與策略規畫　共四章
說明 OKR 企業策略規畫以及年度計畫的結合，並比較 OKR、平衡計分卡以及 KPI 間的異同。

第四部：OKR 與主管管理　共三章
說明主管在實施 OKR 時所擔任的角色與態度，包含實務上主管應如何協助部屬設定與檢討 OKR。

第五部：OKR 與組織變革　共五章
說明 OKR 為什麼是一種組織變革！探討 OKR 與績效大革命、敏捷的關係，更強調 OKR 重視團隊績效！

第六部：OKR 與 HR　共六章
說明 OKR 與 HR 的關係，尤其是 OKR 如何與考績、獎金、調薪以及晉升脫鉤！

第一部

OKR 的概念

第 1 章

OKR 的前世今生

目標設定是一個古老的理論，早期有洛克（Locke）的目標設定理論。其後，最有名的就是 1954 年管理大師彼得‧杜拉克（Peter Ferdinand Drucker）提出的目標管理（Management by Objectives），接著還有 SMART 的目標設定原則，KPI 與平衡計分卡，到了近期就是 OKR（Objectives and Key Results）。

安迪‧葛洛夫（Andrew Stephen Grove）在 Intel 首先實施 OKR，西元 2000 年左右許多矽谷高科技公司先後加入 OKR 的實施行列，筆者曾經服務的外商 Phoenix Technology 在 2003 年導入 OKR。然而，當時多數企業流於表面花拳繡腿的演練，並未掌握 OKR 的精髓！這段不為多數人知的歷史，是否帶給讀者一些反省與啟發？

目前我們所熟知的 OKR 是由 OKR 大師約翰‧杜爾（John Doerr）推廣，其自述師承自安迪‧葛洛夫於 Intel 的成功實施經驗。之後約翰‧杜爾先後導入他所投資的企業，其中最有名的就是 Google。

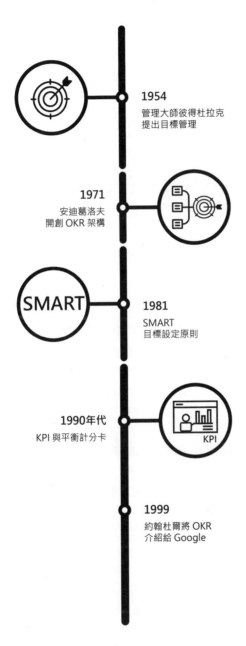

1954
管理大師彼得杜拉克
提出目標管理

1971
安迪葛洛夫
開創 OKR 架構

1981
SMART
目標設定原則

1990年代
KPI 與平衡計分卡

1999
約翰杜爾將 OKR
介紹給 Google

目標設定理論發展歷程

1. 目標設定理論

目標設定理論（Goal-setting Theory）是由艾得溫‧洛克（Edwin A. Locke）提出。根據研究發現，外來的刺激，例如：獎勵、懲罰、工作回饋、監督、壓力等，都是透過目標來影響人的行為動機。目標設定理論認為，工作目標設定會直接影響工作績效表現。當目標本身發揮激勵作用，就能把個人的需求轉變成為行為動機，使個人的行為朝向特定方向努力，並將個人行為結果與既定的目標相比較，及時進行調整和修正，進而實現目標。而一個明確、具有挑戰性目標，配合適當的回饋，可以讓個人的工作績效表現大幅提升。

目標設定理論的相關研究指出，設定的目標具有下列特性時，會有較好的激勵效果。

a. 目標定義明確（specific）：目標的定義包括衡量目標是否達成的標準、完成的時間表等。

b. 目標必須有適當的挑戰性（challenging）：設定的目標具有一定挑戰性，但其難度又不超過個人的承受範圍，這樣的目標可以產生激發個人潛力的效果。換言之，易於達成的目標，容易讓人覺得缺乏挑戰與激勵效果，太難的工作則讓人有挫折感。

c. 回饋：不僅應有目標，更應定期地回饋有關這些目標的達成資訊。

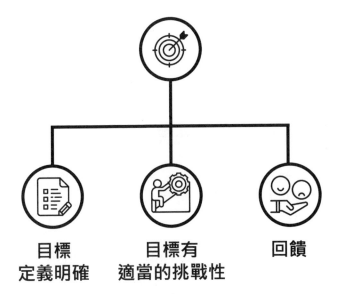

**目標
定義明確**　　　**目標有
適當的挑戰性**　　　**回饋**

2. 目標設定

　　目標設定對一般人來說相對簡單！但是，目標是否能達成就有很大的疑問！小學課本上老師也常說「一年之計在於春」。可惜的是，我們在一年之初設定的許多目標都已淹沒在歲月的浪潮裡，不是嗎？這是為什麼？當一個人設定了一個自己真心期盼，並想要達成的目標時，這個目標將會對其產生怎樣的作用？

　　事實上，目標可激發個人出自內心的潛在動力，驅動勇往直前的執行力。然而，欲達成這樣的作用之前提須留意「個人對其目標的自我承諾與自我要求程度」。

進一步而言，須檢視個人允許這個目標「跳票」的程度（0～100％），也就是個人對於目標達成是否無所謂，衡量其對這項目標的決心是否有達到「只許成功，不許失敗」的程度！

3. 目標管理的迷思與真義

目標本身不會管理，是人在管理目標；目標不僅是人訂出來的，目標本身不會達成，必須靠人實踐並達成！

Management By Objective（MBO） 的原意本來就是「透過」目標加以自我管理！未能執行的目標充其量只不過是一堆標語跟口號，自己喊爽的而已！

目標沒有生命──通常目標只是一堆文字與數字的組合。但是，「人」是有生命的。有生

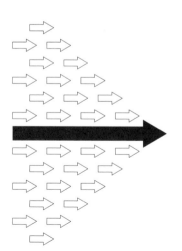
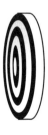

執行力

命的人執行無生命的目標，並隨時依外在環境變化而調整，而非鴕鳥心態地自我安慰、自我原諒、降低或放棄目標！

目標在不斷向前推動進度的過程中，才對目標主人翁產生真正的意義與價值！筆者很欣賞約翰‧杜爾曾經說過的一句話：「執行力勝過一切。」（It's execution that's everything.）

4. SMART

SMART 原則對大家來說，應該是老生常譚、耳熟能詳，但是易說難精，落實多少才是關鍵！

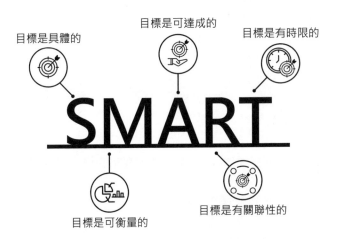

目標是具體的
目標是可達成的
目標是有時限的

目標是可衡量的
目標是有關聯性的

5. KPI

大多數企業實施 KPI 多年，但是，絕大多數企業實施成效有限，其原因多為下列幾點：

a. 流於形式。
b. 缺乏思考，只想抄襲。
c. 落入傳統考績評分、評等的深淵。
d. 高階實質參與。
e. 決心與執行力。

最後落入被無限醜化的境地：「KPI = Kill People Idea.」、「KPI 只會整垮公司！」

筆者為 KPI 抱屈！工具既然是中性的，到底是工具出了問題，還是運用與執行工具的「人」出了問題？抑或運用工具的組織，其組織管理、團隊合作、組織文化，才是真正問題的核心與關鍵？更可能根本就是執行者「自以為懂、自以為是」的心態！

6. BSC

下列是平衡計分卡帶給 OKR 的無限啟示！

a. 從經營績效出發。
b. 以策略與願景為核心。
c. 策略地圖的應用。
d. 四大構面的因果關係 / 領先 / 落後指標。
e. 平衡計分卡的邏輯思惟。

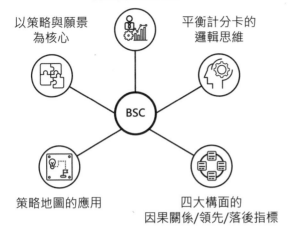

從經營績效出發

以策略與願景
為核心

平衡計分卡的
邏輯思維

BSC

策略地圖的應用

四大構面的
因果關係/領先/落後指標

BSC 帶給 OKR 的無限啟示

7. OKR 與 John Doerr

這裡要特別再提一下約翰·杜爾（John Doerr），其師承安迪·葛洛夫（Andrew Stephen Grove），不僅是 OKR 的傳承者，更是發揚光大者！至今，推動 OKR 的國際知名企業不計其數。

筆者在此提醒各位讀者，期望愈高、失望愈大！莫忘 OKR 帶來的真正顛覆與革命！實施 OKR 若僅於表面上訂定幾個合乎 OKR 原則的 OKR，極可能落入依然不見成效的下場，不易帶給企業真正欲見的實務成效！

有意推動 OKR 的企業或組織，必須體認到 OKR 本身帶來許多顛覆了「傳統績效」、KPI

管理的思惟模式。若一味地抱著舊觀念的心態，無法大破大立，實施 OKR 很難見到具體成效！

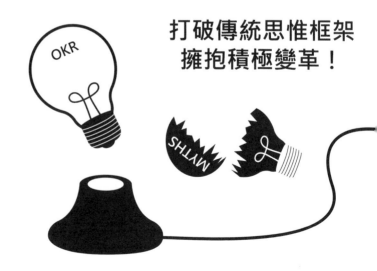

打破傳統思惟框架
擁抱積極變革！

OKR

第 2 章

OKR 是什麼

1. O 與 KR

O 與 KR

O （ Objectives ）：係指掌握方向，以質化描述爲主（不求量化）。

KR （ Key Results ）：係指期待達成前述目標（ Objectives ）的程度。其包含：

1. 達成目標的不同階段（時間進程）。
2. 達成目標的不同層面或內涵。

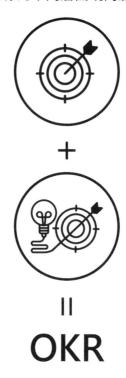

OKR 定義

確定重要的事

　　Do right thing. 比 Do the things right. 更重要。也順帶提醒讀者，學習 OKR 的推動、實施、落實、實踐等，Learn the right thing 比 Learn things right 更重要！輕重緩急的評估是一種真真實實的選擇！與其先「選擇」重要事項，不如說先選擇「放棄」哪些次要事項！

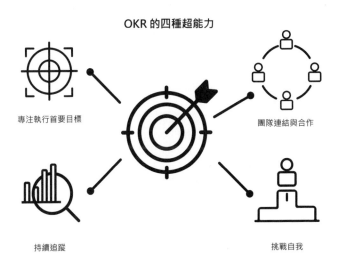

OKR 的四種超能力

專注執行首要目標　　　　　　團隊連結與合作

持續追蹤　　　　　　　　　　挑戰自我

OKR 的四種超能力

第 3 章

OKR 與目標管理 MBO

1. 錯誤的目標管理

許多企業主管把目標管理過度就表面字義，膚淺無知地簡化解釋成：「**訂個目標加以管理**」就是目標管理。真的嗎！

在這樣的曲解下，目標管理自然不易發揮其應有效果。請注意：

「主管扔一個目標給部屬，要求部屬達成，不是目標管理！」

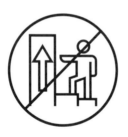

「以威權心態，上級訂目標，下級執行，也不是目標管理（MBO）！」

「部屬抱著交差了事的心態所訂的目標，更不是目標管理！」

2. 目標管理的精髓

　　有些企業因實施目標管理多年，常會說：「訂一個 MBO 吧！」 事實上並不是訂一個 MBO，正確的說法應該是：

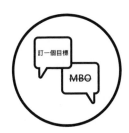

「訂一個目標！」

　　唯有透過溝通達成上下共識，在部屬心目中產生強烈的責任感與自我要求，並且期許「只許成功，不許失敗」的承諾與達成決心，才是真正的目標管理！目標管理的門檻包含下列三者：

　　a. 部屬的參與（上下雙向溝通與共識）
　　b. 部屬認同目標＋自我激勵
　　c. 部屬對自我要求的責任感與自我管理

3. 目標管理的真管理

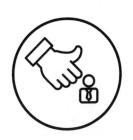

「好主管」才能帶領團隊
落實 OKR 管理！

有些主管只是徒具虛名，擁有一個漂亮的主管職稱，但並未能充分發揮主管該有的、基本的管理與領導功能。這樣的主管真地能算得上是一位「真主管」嗎？抑或可以稱呼其為佔著茅坑不拉屎的……無能主管。雖美其名冠上一個主管的職稱，但並未能真正發揮主管的功能。

過去企業在 KPI 上挫敗的最大理由之一是無能主管！以及對無能主管的姑息、毫無對策的組織！組織需要的是「好主管」不是「好人主管」！筆者認為優秀的主管應勇於扮演黑臉、樂於承擔的厚實肩膀，並且勇於嘗試、創新、並一肩扛下所有的成敗責任！因為勇於扮演黑臉、樂於承擔，才能鍛鍊出真正的「有能主管」！

企業應培養「好主管」，淘汰「濫好人」的「失能主管」與「好人主管」！「有能主管」的養成前提是上一階主管的教練與指正，以及人資降低干預的程度！上一階主管最應考量的重點不應是如何姑息濫竽充數的失能主管，而應更積極物色與培養真正的有能主管！多給願意承擔的主管正確的磨練、容忍失敗的經驗學習，因為溫室中的花朵永遠承擔不起狂風暴雨的無窮挑戰！

4. 目標設定過程與參與過程

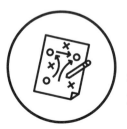

設定一個好目標是落實目標管理的起點！關鍵是分析、比較、選擇「最重要、最有價值」的目標！

除此之外，好的目標設定必經充分參與式的溝通過程！時間上的投入，比起威權式的目標設定必定付出好幾倍、甚至幾十倍的代價！

　　但是，這些投資都是值得的！這些付出，都會在部屬的自我激勵、自我管理上，得到充分的回報！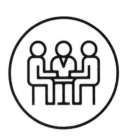

5. 認同感與自我激勵

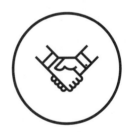 　　透過溝通，獲得部屬對目標設定的認同與支持！目標之所以能對部屬產生自我激勵的作用，原因根植於對目標的認同感！

6. 責任感與自我管理

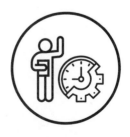 　　自我管理＝自我激勵＋自我管控＋自我要求＋及時通報／即時回饋

引發責任感＝引發部屬最強大的工作動機！

　　部屬的自我管理展現在工作上的正面成效，以及主管管理效能極大化；卽從個人的自我管理，到發展成爲一個落實自我管理，充分協調合作的整合型團隊，最終可能發展成一個眞正需要最少管理干預、可以充分達成主管無爲而治、團隊自動找出最適解的第一線決策。

7. 團隊凝聚力與行動計畫

　　好的目標設定不僅是聚焦於個人，更重視的是團隊目標設定與團隊目標達成！目標更不應僅流於空談，必須透過具體的實踐行動規劃並且加以落實！

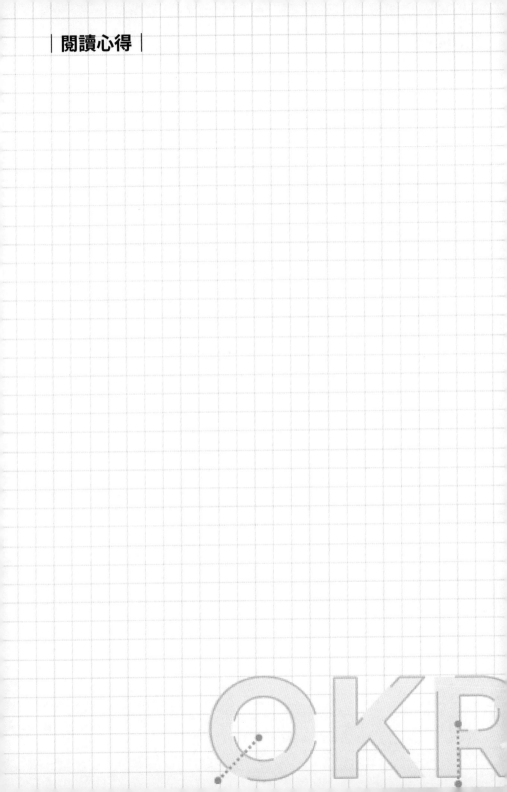

第二部

OKR 與企業經營

第 4 章

OKR 與績效（一）

企業／組織由上往下展開的績效分別為企業／組織經營績效、部門績效、團隊績效、個人績效。分述如下：

企業／組織經營績效

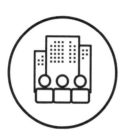

　　OKR 的實施應該從創造與創新組織績效管理開始！應思考企業在未來的時間表中（週／月／季／年／三年／五年）最期望達成的經營績效有哪些，又該如何將這些經營績效以 OKR 方式呈現。

部門績效

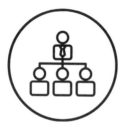

　　係指組織期望部門成就的績效，以及部門成員自我期待成就的績效，並且將這些期待的部門績效以 OKR 方式呈現。

團隊績效

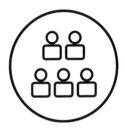

　　係指組織／部門期望團隊成就的績效，以及團隊成員自我期待成就的績效，並且將這些期待的團隊績效以 OKR 方式呈現。

個人績效

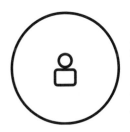

　　係指組織／部門／團隊期望個人成就的績效，以及員工自我期待成就的績效，並且將這些期待的個人績效以 OKR 方式呈現。

　　整體而言，個人績效考核不是重點，**團隊績效才是 OKR 追蹤重點**。

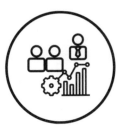

第 5 章

OKR 與績效（二）

主管對部屬的績效管理分爲三大類別：結果績效、過程績效與特質績效。分述如下：

結果績效

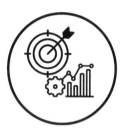

　　係指工作的最後成果，特色是包括各種客觀且可量化的績效成果。

過程績效

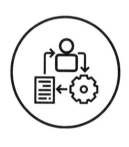

　　係指完成最後結果績效前，在整體過程中或是某一段落的執行過程中，所表現的行爲或態度。例如：與其他團隊成員間在團隊合作、溝通協調過程中，所展現的行爲與態度。其特色爲較難於量化——特別在主管進行評估時，雖能對行爲與具體的描述，但缺乏完全客觀、全面一致的衡量標準。

特質績效

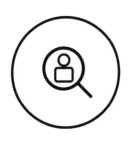

係指執行工作任務時，個別員工在各項行為背後，所展現的個人內在特質。例如：一般經常談到的 EQ（情緒商數）、AQ（逆境商數）、責任感、積極主動、樂觀正向、細心、隨和等等；其特色為抽象、不具體、難於量化，不易做到客觀評量。

從上述內容探究績效管理、目標管理、KPI/OKR 的關係可得知，僅有結果績效具客觀、可量化的特性，可轉為目標管理。而目標管理中的 OKR 與 KPI 的管理重點，也才是 OKR 強調的「做最重要的事」。

第 6 章

OKR 與績效 (三)

影響績效的因素包含組織的外、內部環境各項因素、內部資源、團隊合作與跨部門合作、個人投入程度等。分述如下：

環境變數

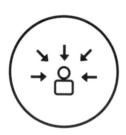

不論組織、部門、團隊、個人，其績效表現都會受到外部環境變遷影響。例如：國際經濟景氣、市場變數（政治、科技、社會因素等）、競爭對手等。

團隊合作與跨部門合作

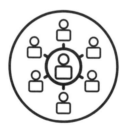

一般企業組織中，個人職責都屬於組織大工作流程中的一個小環節。團隊或個人績效的展現，都受到團隊合作程度的影響。

掌握在自己手裡的績效

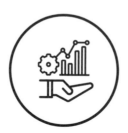

屬於與個人投入努力程度成正比的績效，通常在正常狀況下，會是來自於員工個人的「一分耕耘，一分收獲」。

第 7 章

OKR 的單向迷思

本章將探討 OKR 究竟是由下而上，抑或由上而下？

OKR 一定由下而上

這個觀念是盲目崇拜的偏見！

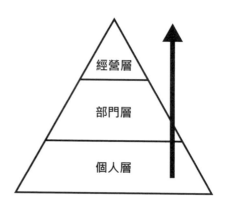

OKR 一定由上而下

這更是以偏概全的偏激性、汙名化說法。

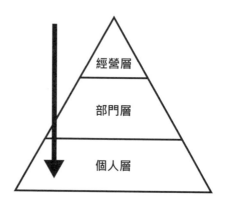

雙向啟動的 OKR 溝通

　　說 OKR 僅是「由下而上」是以訛傳訛！說 OKR 僅是「由上而下」更是偏離事實！真正實務上的 OKR，走的是兩者兼容並蓄、合而爲一的傳統中庸之道！既非單純的由上而下、也非單純的由下而上！而是兩者並行運作而不悖！

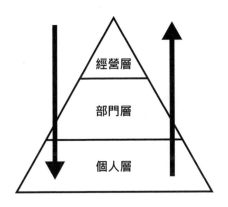

第 8 章

OKR 為何需要公開透明

OKR 強調的「透明」包含 OKR 本身透明與 OKR 評分透明。其原因包含：

統合共同方向

從組織整體或部門角度宣示的意義在於：「讓大家對未來發展大方向能有更確實的瞭解。」

提高溝通便利性

建立順暢的溝通基礎，以便於提出對其他同仁或其他團隊提出協助或支援需求時的溝通基礎，更能減少不必要的推託藉口。

促進團隊合作

藉由對團隊成員彼此 OKR 的理解，不僅可促進團隊內的溝通協調，更可強化跨團隊的成員合作。

營造公開透明的企業文化

企業應營造全體同仁遵循一致標準的氛圍，減少不必要的藏私與猜忌。

攤在陽光下的自我警惕

　　見賢思齊 vs. 眾矢之的，透過 OKR 理解他人追求的目標。

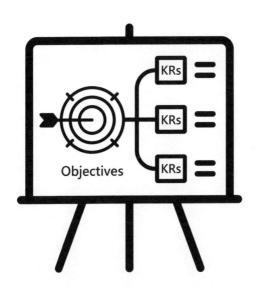

第 9 章

OKR 的思考邏輯

1. O 與 KR 的思考邏輯

O 的思考邏輯

應思考未來預設的期間（年或季）有哪些重大事項須要優先完成。O 是針對這些重大事項的描述，不須要量化。但是，在資源有限的前提下，重大事項的選擇更是一種選擇與取捨。在預設的期間內，一位員工主管或員工只可以有 3 至 5 個不同的目標 O —— Objective。

KR 的思考邏輯

針對前述的各個 O ——
如何具體定義其未來可能達成的程度？
如何衡量與評估其真正成功的程度？
如何有效、有力地支持 O 的達成？

這就需要借助量化 KR 的定義。在預設的期間內，通常一個 O 只可以跟隨 1 至 4 個不等的 KR。

階段性 KR

在量化 KR 的過程中，可以像登山一樣，設定不同的階段，達到不同的量化高度，就是隨時間 / 階段展開的 KR。

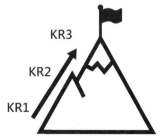

面向性 KR

　另一個方式，則是對 O 所想到達成的不同層面，設定不同的內涵，定義不同項目所要達成的量化程度，就是扇形展開式的 KR。

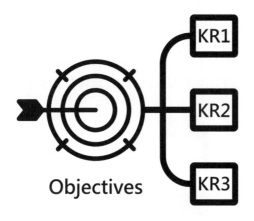

2. OKR 的兩階段思考 vs. KPI 的一段式思考

與 OKR 不同，KPI 是針對重要關鍵的事設定所期待達成的關鍵（數字）指標！換言之，KPI 是一階段到位！ OKR 也是針對重要關鍵的事，但先要確認重大事項的期待與方向，撰寫成爲 O。接著，再思考每一個 O 應該如何評估實施成功的程度，將所期待達成的成功程度，訂定成爲量化的 KR 指標。因此，OKR 是兩階段到位。

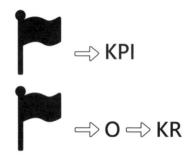

$\Rightarrow$ KPI

$\Rightarrow$ O $\Rightarrow$ KR

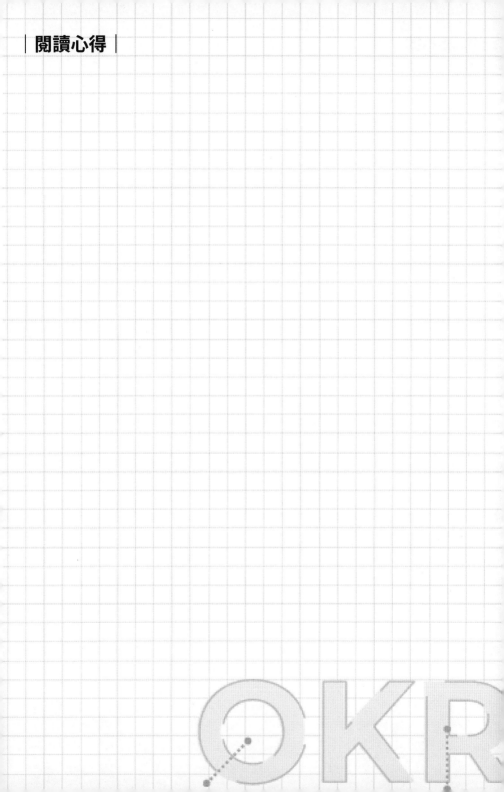

第 10 章

借鏡 KPI 的失敗經驗

過去二十年中，台灣有許多企業導入 KPI 未見成效，或是引發主管與員工許多爭議，這其中的理由爲何？「前事不忘，後事之師」。過去推行 KPI 的失敗經驗，可否借鏡作爲來推動 OKR 的參考？這是本章立論的出發點。以下列舉推行 KPI 失敗常見的原因：

流於形式，無法落實

組織流於形式，表面工夫，無法落實；KPI 只不過是一堆口號、標語堆疊的結果，其原因包含：

a. 高階參與度不足。

b. 主管與員工訂定 KPI 的正確觀念與技巧訓練不足。

c. 主管對部屬所訂 KPI 嚴謹審核不足。簡單的說，主管只是部屬訂定 KPI 時的橡皮圖章；主管並未認真審核部屬的 KPI，主管是閉著眼睛簽字而已！

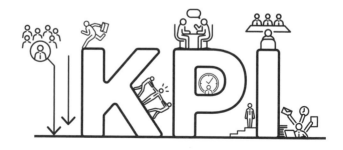

d、KPI 是抄襲他人 KPI 下的產物。國人經常將抄襲美其名曰「參考」，實質上所訂的 KPI，不過是未經大腦深度思考的膚淺抄襲，既不知別人為何訂定這樣的 KPI？又不知別人是經由何種過程決定這樣的 KPI？表象上來看，似乎每一位主管、每一位員工都有依公司規定訂定 KPI；但所訂的 KPI，其管理價值何在？其數字指標是否合於企業或部門經營管理的必要？則大有疑問。

　　在這樣的 KPI 實施程序下，KPI 實施未見成效，甚至失敗，理所當然，何由怨天尤人，甚至大罵 KPI 是個最爛的管理工具！

欠缺「執行力」

　　在訂定 KPI 之後，並未有達成 KPI 的具體行動計畫與必要完成事項的細節、資源投入規畫。組織成員只能抱著「船到橋頭自然直」、「做到哪裡算哪裡」、「聊勝於無」的消極交差心態。

　　有句話說得好：「沒有執行力，哪來競爭力？」值得企業所有主管深思！深思！

欠缺「檢討力」

　　執行力若有不足，若能認真檢討，「亡羊補牢，時猶未晚」！執行力既已不足，檢討時猶如官樣文章，過水而已，自然所有的 KPI 形同虛設！

　　深究起來，其實多數未能如期、無法有效達成的 KPI，常常是因為並未認真檢討找出阻礙達成的真正原因。這樣季復一季，連續幾季未達成

後，員工明年就自動降低過去的 KPI 水準，還理直氣壯地說：「本來就是達不成的 KPI 啊！」

濫竽充數

東拼西湊幾個數字做爲 KPI，其實都是無關緊要的行政事項，主管在粗心不察的情況下，簽署認可部屬 KPI。這樣一來，這些無關緊要，僅是湊了一堆數字的 KPI，對企業整體績效提升，又能產生多少貢獻與價值。

淪為口號

意思就是光說不練、標語口號式的 KPI。少數主管揣摩上意，訂出一些確定能得到高階認同的跨部門型 KPI！或是，表面上具有高度經營管理價值，但實際上並未有主管、部門、或特定人員負責規畫執行！訂了 KPI，卻無人執行，徒喚奈何而已！

這些 KPI 形同裝飾的花瓶，只能做爲經營管理的樣板。在 KPI 的背後，缺乏相關部門的認眞討論、溝通協調，進而擬訂出具共識的整合性計畫。最終各行其是，一事無成！

在「威權意識」下訂定

意思就是組織高層指令下達：「你們都要訂⋯⋯。」在高階的淫威之下，各單位都訂出一些 KPI 以應付老闆，交差了事！未能充分發揮 KPI 眞正的管理價值！

敷衍了事

落實度不足，流於每季統計，拼湊數字的無

窮困擾，也就是訂出 KPI 之後，直接放到一邊「存檔」而已，無法與主管、員工日常工作實務結合。平時若缺乏相關紀錄，等到要開 KPI 檢討會議時，才在手忙腳亂的情況下，東拼西湊，勉強擠出一些 KPI 報表，以應付 KPI 檢討會議。這種應付、敷衍了事心態，才是 KPI 落實的最大瓶頸之一！

檢討會議後，許多主管會反映 KPI 的統計分析佔用太多時間，且缺乏實質貢獻。這對部門或員工個人績效提升，幾乎缺乏正向作用。最終，建議檢討會議能免則免！ KPI 最終落入無人理睬的境地！

以上所述各種現象，是否對讀者來說，有似曾相識的感覺？上述現象，若是無法根本解決，在 KPI 發生的失敗歷史，依舊會在 OKR 上重演一遍，幾無倖免的機會！

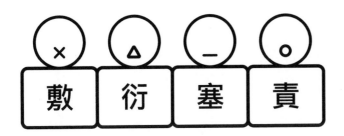

第 11 章

藐視與錯誤應用 KPI

以下列舉常見錯誤應用 KPI 的行為與心態。

隨便訂個量化目標

抱著塘塞與交差了事的心態訂定自己的 KPI！更認為只要是「量化目標」就是 KPI。

訂別人的 KPI

是否見過經過適當地修飾包裝後，訂定在權責範圍上屬於其他部門應該負責的 KPI。這樣一來，自己的作為或不作為，都沒有太大的影響！

舉例來說，業務部訂定 KPI「發展符合消費者需求的產品，以提升銷售業績」。但實際上，市場與消費者需求分析，乃屬市場行銷部權責；新產品規格定義，則屬產品部權責；而依產品部產品定義研發新產品，則為研發部權責等。

當業務部訂了一個自己不需負責，但也不知道究竟是哪一個部門該負全責的 KPI 時，就產生「做不到也不用我負責」的情況。

自己無法掌握能否達成的 KPI

　　與前項不同的是，這一類的 KPI 通常是需要跨部門協調與支持的 KPI。舉例來說，業務部因應總經理要求提高業績 15 ％；除此之外，基於客戶需求，另訂一個產品不良率應降低 2 ％的 KPI。讀者是否發覺這兩個 KPI 的關聯性與潛在問題了呢？

淪為部門間鬥爭工具的 KPI

　　有些企業的部門在訂定 KPI 時，會出現下列情況：

　　a. 將過去發生的一些陳年舊帳，或是經過多年以後仍然無法解決的問題列為 KPI。 KPI 的背後可能隱藏跨部門溝通上的重大瓶頸，藉此點燃部門爭議與戰火。

　　b. 將一些重大的內部爭議，或須投入大量預算才能解決的問題轉化為 KPI，藉此與高層據理力爭，期望獲取新的資源投入。

　　讀者所處公司的 KPI，是否也存在上述現象？

第三部

OKR 與策略規畫

第 12 章

OKR 與企業策略規畫

1. 企業使命與經營理念

企業使命與經營理念，係指企業爲何存在的自我期許；而企業願景則指企業未來期待成長壯大的自我定位。

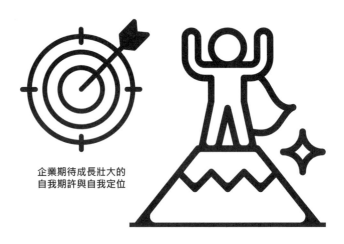

企業期待成長壯大的
自我期許與自我定位

2. 企業價值觀

企業的核心／共享價值觀就是企業文化！試想企業過去累積的文化，對推行 OKR 是正向助益，抑或負向阻礙。在未來的企業發展策略下，須要做哪些企業文化面的改造或變革？

a. 企業員工的共享／核心價值觀是企業文化的核心。
b. 企業期待員工保有怎樣的工作態度與行為。
c. 企業員工共享的、對所有是非善惡對錯的判斷。

3. 深悉剖析市場與趨勢

運用策略管理之父伊戈爾‧安索夫（H. Igor Ansoff）所提出的**安索夫矩陣（Ansoff Matrix）**洞燭機先、先知先覺，發掘市場、客戶、產品的新契機！

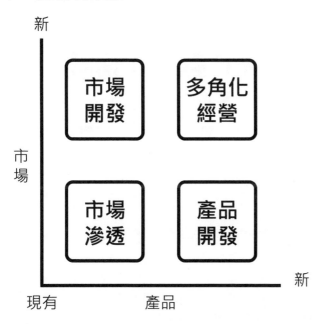

4. 客觀評估與比較競爭對手

企業應客觀、審慎比較評估與競爭對手的差異何在，做優劣勢分析。冷靜分析企業優勢何在、劣勢又何在？特別是應避免自我安慰，做出一些無用的分析報告！可參考競爭策略之父麥可‧波特（Michael Porter）所提出的基本競爭戰略（Generic Competitive Strategies）。

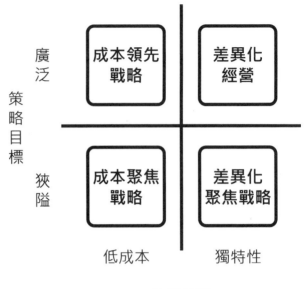

廣泛

策略目標

狹隘

| | 成本領先戰略 | 差異化經營 |
| 成本聚焦戰略 | 差異化聚焦戰略 |

低成本　　　獨特性

競爭優勢

5. 自我超越與超越競爭對手

「好還要更好！」是癡人說夢，抑或一個劍及履及，可以有效實踐的理想？企業與個人都一樣，必須透過學習與創造，才能達成真正的自我超越！檢視有哪些自我超越的 OKR？有哪些自我學習的 OKR？又有哪些自我創新的 OKR？

最重要的關鍵是比較並選擇，做出決策，規畫未來最適合超越競爭對手的決戰點！市場上有哪些潛藏的競爭危機？市場又透露哪些可能的發展機會？將這些策略選擇的決戰關鍵點，轉化為公司經營層的 OKR！

6. 高階經營團隊共識

　　企業經營發展共識由經營決策層開始！若高階主管各擁山頭、本位主義、自掃門前雪，如何凝聚共識訂定全公司的 OKR ？

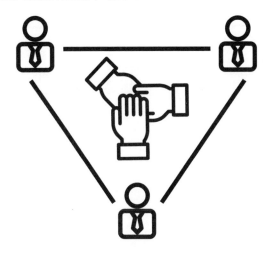

第 13 章

OKR 與企業年度計畫

1. 組織目標展開

企業年度營運目標

企業在年度開始之前，應根據企業使命、願景、策略，訂定企業次年度的各項重要營運指標，並轉化為 OKR。

部門 / 單位目標

在支持企業達成年度營運目標前提下，應依據各部門分工，訂定部門 OKR 草案，並且與上一階主管溝通、討論、修訂後，確認成為部門 OKR。

個人目標

在支持主管與團隊 OKR 前提下、設定個人 OKR，並請與主管溝通、討論、修訂後，確認為個人下一年度 OKR。

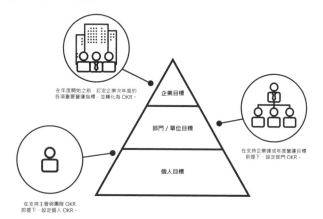

在年度開始之前，訂定企業次年度的
各項重要營運指標，並轉化為 OKR。

企業目標

部門 / 單位目標

個人目標

在支持企業達成年度營運目標
前提下，設定部門 OKR。

在支持主管與團隊 OKR
前提下，設定個人 OKR。

2. PDCA 的管理過程

　　OKR 的實踐與有效執行，必須仰賴行動計畫的規畫與執行，加上定期或不定期檢討，以避免 OKR 似口號、標語般形同虛設！

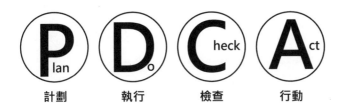

第 14 章

OKR 與平衡計分卡

1. 平衡計分卡的時代革命與背景

　　財務績效指標屬於時間上的落後指標，僅能就過去企業管理事項、物質價值，以金錢加以呈現。然而，有其絕對限制，例如對未來缺乏預測性，人的智慧價值難以金錢加以評估與展現。總而言之，傳統財務績效並不足以保證企業永續經營。

2. 什麼是平衡計分卡

　　平衡計分卡在以組織願景與策略為核心的思維下，希望透過財務、顧客、內部流程、員工學習成長這四大構面的角度，更全面性地找出企業經營管理中的「領先指標」。並且，透過領先指標的預測性指引，預先採取必要的管理作為，創造組織最大績效。

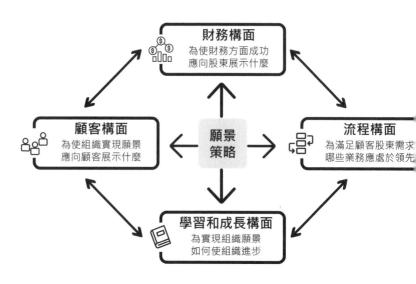

3. 平衡計分卡的精髓－策略地圖

　　平衡計分卡如前面所述，強調在企業經營管理各項資訊中，發掘領先指標，避免過度聚焦落後指標。當看到落後指標的數字結果時，這「木已成舟」的事實，已無法據此採取必要預防措施與作為。平衡計分卡是以四大構面的因果關係為基礎，找出企業強化管理，達永續經營目標的發展重點。

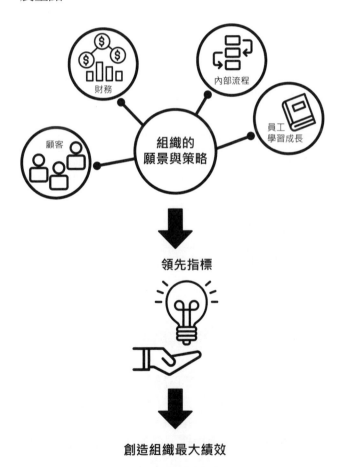

4. 平衡計分卡與 KPI

　　平衡計分卡與 KPI 有不可分割的關係，關鍵就在於衡量四大構面是否符合經營管理需要，並且達到預期的程度與水準。可透過所訂定的 KPI 加以量化衡量，如下圖所示：

四大構面	目標	衡量指標	目標值	行動方案
財務構面				
顧客構面				
內部流程構面				
學習成長構面				

5. 平衡計分卡的邏輯挑戰

　　平衡計分卡的核心為領先指標 vs. 落後指標。企業經營管理的成功關鍵應是儘量向前管理，故應多掌握領先指標。然而，實際上多數企業仍然聚焦在落後指標。其原因無非是落後指標

多是企業夢寐期盼的最終結果，總認為落後指標
唾手可得，又不必為那些不知下場如何的領先指
標傷腦筋。更重要的是，多數落後指標與領先指
標並不存在單純的一對一的關係，多數是一對多
的關係。簡單地說，一個落後指標可能是眾多領
先指標的複合結果。因此，如何掌握其中的關
鍵，實係一大難題。

　　企業經營就是如此，競爭對手做不到的事，
如果我們也做不到，談何「超越競爭對手」；唯
有做到競爭對手做不到的事，才能勝出！

第 15 章

OKR 與 KPI 的差異

一般經常存在的疑惑是 OKR 與 KPI 究竟有何差異？下列是 OKR 與 KPI 的差異：

OKR 強調公開透明

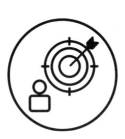

　　OKR 強調全公司絕對透明，任何一個人都可以看到另一個人的 OKR 與 OKR 的評分（包括 CEO）。試想，讀者自己能接受 OKR 被別人看到嗎？讀者服務的企業的 CEO 可以接受這樣的做法嗎？很顯然地，KPI 未特別強調這個部分。

OKR 強調階段思考

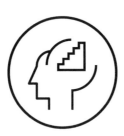

　　前述提及一階段與兩階段思考。一階段思考就是指在 KPI 思考過程中，直接選擇與定義 KPI；兩階段思考就是指在 OKR 的思惟過程中，先定義一個 O，再定義這個 O 後面的 KR。

強調雄心壯志

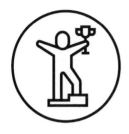

OKR 與 KPI 不同的是，OKR 強調遠大的企圖心，追求實現遠大的夢想。在遠大夢想的背後，應確實思考如何落實執行。

強調挑戰自我

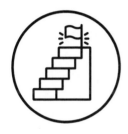

OKR 強調不斷地挑戰自我能力極限；然而，KPI 只強調努力達成。

強調上下溝通

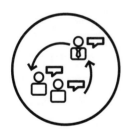

OKR 的訂定，是主管與部屬雙向溝通的結果，而 KPI 未特別強調這部分。

強調相互尊重

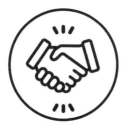

　　在雙向溝通的過程中，應以相互尊重為基礎，才能做到最好的雙向溝通；而 KPI 未特別強調這部分。

強調自由與責任

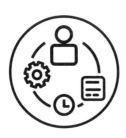

　　OKR 以 MBO 為精神，強調部屬的自我管理——良好的自我管理乃基於主管給部屬更多的自由，但是部屬要對主管負成敗之責；而 KPI 僅強調對 KPI 的達成而已！

強調建立共識

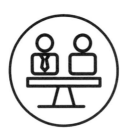

　　OKR 一定是主管與部屬雙方經過徹底溝通所達成的共識；而 KPI 未特別強調共識，但強調達成。

強調上行下行併行運作

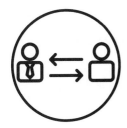

　　OKR 的雙向溝通過程中，Top-Down 與 Bottom-Up 並行；而 KPI 並未特別強調。

強調風行草偃的領導角色

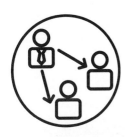

　　OKR 的概念中隱含了主管是風、部屬是草，風起草偃、上行下效的概念；而 KPI 並未特別強調。

強調自我檢視

　　KPI 通常採用季檢討的方式，但是 OKR 強調部屬最好能每日自我檢討進度──主管與部屬間則可用周、雙周的檢討，以及季末的季檢討。這是一種多元檢討的方式，以確保落實執行與動態調整。

強調敏捷檢討與調整

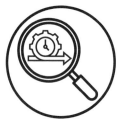

　　敏捷強調的是能配合外部環境／市場／客戶需求，隨時機動檢討與調整。

強調組織變革

　　推行徹底的 OKR，是一項從高階到基層的組織變革過程！

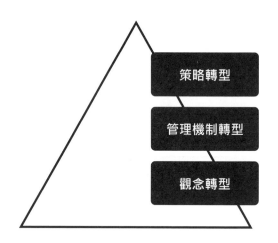

強調目標 vs. 量化結果

　　KPI 特別強調所要達成的目標「值」，但是 OKR 則強調不能只唯一聚焦於執行 KR 的結果 —— 建議先從「O」的選擇是否恰當為起點，之後再一併考慮兼顧 KR 的「質」與「值」！

OKR	KPI
強調公開透明	不強調公開透明
先定義 O，再定義 KR	直接選擇與定義 KPI
強調自我管理與自我檢視	只在意是否達成目標
強調目標是雙向溝通	溝通流於形式
強調目標	只追求數字達成率

第四部

OKR 與主管管理

第 16 章

OKR 與主管管理領導

1. CEO 與主管的責任

全公司第一個訂出 OKR 的人應該是公司的 CEO。他決定公司的發展策略方向，以及企業的極優先事項，並審查其他一級主管的 OKR 是否能對公司 OKR 產出最大貢獻。

除了 CEO 以外的其他各級主管，也都應在支持上一級主管 OKR 前提下，訂定所帶領團隊的 OKR，並審核與指導所有團隊成員的個別 OKR。

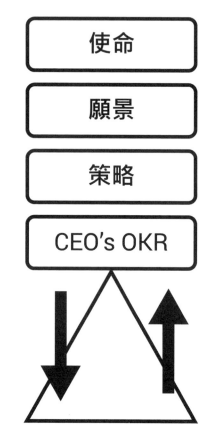

2. 主管的激勵功能

主管應藉由 OKR 的導入與應用，轉化 OKR 成為一種激勵的工具。舉例來說：

a. 在 OKR 的設定過程中，鼓勵部屬訂定挑戰自我的 OKR。

b. 鼓勵部屬在執行 OKR 的過程中，持續學習成長。

c. 鼓勵部屬更主動地做到 OKR 的自我管理。

d. 在 OKR 執行順利時，不吝給部屬掌聲。

e. 在 OKR 執行遭遇瓶頸時，提供協助，支持部屬衝破難關。

f. 在 OKR 的成果檢討時，表揚部屬成就、分享驕傲；針對做得不理想的部分，也鼓勵部屬正面的面對與檢討。

綜上所述都在提醒主管運用 OKR 管理各個階段，以充分發揮主管的激勵功能。其次，也應客觀評估部屬的真實能力，適才適所，指派部屬高挑戰任務。最重要的是用人之長，提供部屬能展現其能力的舞台；並且，達到成果後，激勵部屬工作能力與工作成就。

3. 主管的擔當與勇氣

日本企業中流行一句話：「**只有無能的主管，沒有無能的部屬。**」強調主管應充分發揮管理功能，運用與發展個別部屬的能力；並且應做好團隊整合，有效發揮部屬間不同特質與能力的互補

作用。透過團隊互補與整合，發揮團隊最大的實力，這才是主管管理最高價值之所在 —— 好主管懂得如何使部屬發揮長才。

身為主管應有擔當與勇氣，而非畏首畏尾當縮頭烏龜。只會當「爛好人」的好人主管，永遠沒有機會成為一位好主管。漠視、藐視問題，縱容少數部屬的不當行為，只會產生姑息養奸的後果，並嚴重衝擊團隊的工作士氣。勇於在事件發生當下，指出部屬的關鍵問題，才是一位有能主管的應有作為。

4. OKR 與組織管理的金科玉律

權責相等：權力＝責任，就是有權做最後決策的人，理應承擔最大的決策責任。

分層負責：各級、各部門的主管應對自己所轄的團隊負完全責任，激發所轄團隊的團隊合作、團隊士氣、團隊績效表現等。

逐級授權：主管個人的能力、時間、精力都相對有限，如何培養部屬，運用部屬個別專長分擔並減少主管在團隊工作必須事必躬親的可能性，使主管與團隊成員能力發揮極大化，以及團隊績效極大化。

主管應發揮識人之明，用人之長，要求部屬即時回饋，是團隊績效提升的不二法門。主管管理功能的發揮包括：計畫、組織、用人、領導、控制、問題分析、溝通協調、決策等。

主管應承擔百分之百的團隊成敗責任。基於上述提及權責相等的概念，理應獲得百分之百的授權。 HR 在傳統的考績流程裡，是否干預了原本就應該歸屬於一位「有能主管」太多的管理權限？甚至是否有侵權或越權的嫌疑？請還權予主管。

5. 彈性但須避免混亂的組織管理

彈性組織不是不必負責任的組織！彈性只是希望能把工作做得更有效率、更有品質！

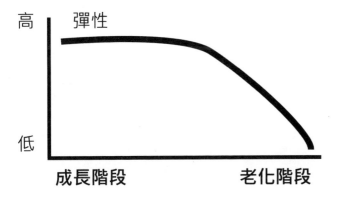

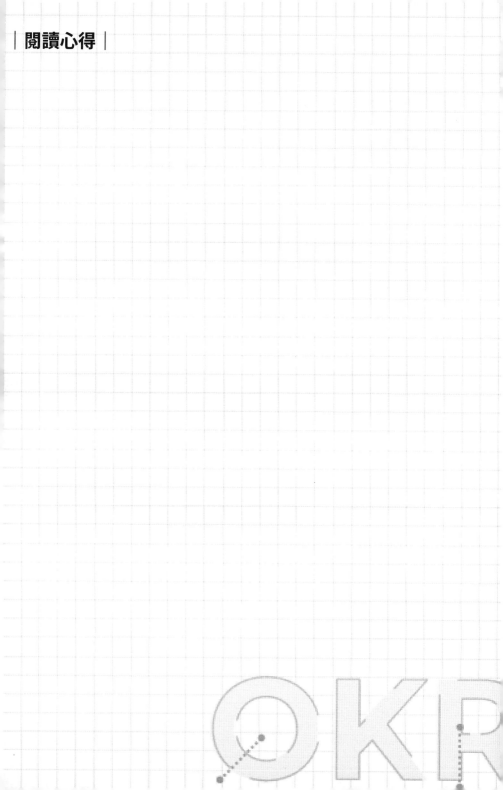

第 17 章

OKR 的設定機制

OKR 的數量管制

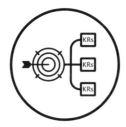

一位主管或員工，在預設的固定期間內，可以有三至五個 O。同時一個 O 之下，允許擁有一至四個不等的 KRs。

OKR 的溝通與共識機制

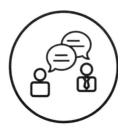

OKR 必然經過主管與部屬之間的雙向溝通，交換意見後的共同認同結果；而並非單純下對上，或上對下的簡化解釋。

OKR 鼓勵個別員工追求自我價值

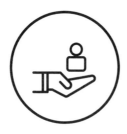

找回員工在訂定 OKR 時的自我價值，必定以雄心壯志與自我挑戰為前提。

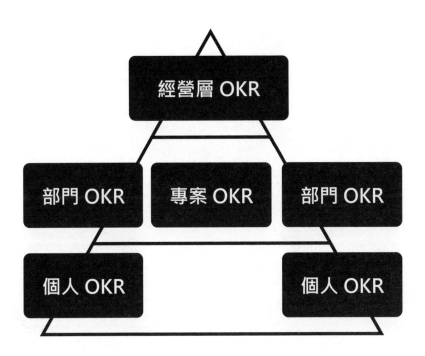

第 18 章

OKR 的檢討機制

OKR 檢討機制的建立，絕非單純的防弊機制而已；更積極正面而言，**檢討機制乃是為了提升執行力！**

1. 主管檢討與自我檢討

主管與部屬的 OKR 檢討，至少應以周或雙周為考量基礎，避免拖延過長的周期，反而失去了 **OKR 的敏捷應變精神**。

主管的 OKR 檢討，應適當考量部屬過去的工作習性與個別差異，檢討過程中雖會帶有一些壓力，但絕非是從「指責」角度出發，而會從更正面的改善，發展角度，帶動員工學習成長。

OKR 必須搭配適當的自我與主管檢討機制，否則，極易掉入流於形式的陷阱。

檢討 OKR 過程中，掌握的重點為主管能否充分運用，根據與部屬日常相處時的理解，並考慮個別部屬的不同個性、特質，採行因人而異，靈活應用的不同檢討手法。

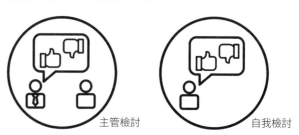

主管檢討　　　　　　　　　自我檢討

另一方面，部屬自動自發每日經常性的自我檢討，**才是 OKR 能否落實**，真正的正本清源之道。

2. 看板機制與顏色 / 燈號管理

在辦公室的一個角落，把最近的重要工作項目，利用「已分派」、「進行中」、「已完成」的看板管理機制，使大家都能一目了然，更可加速團隊成員的溝通協調效率。

除此之外，人的眼睛對鮮明的顏色是敏感的，藉由顏色的區別，提醒目前 OKR 的進度，吸引大家的注意，也是一個不錯的點子。

還有，亦可考慮結合「自我檢討」、「看板管理」、「顏色管理」三位一體的應用，對主管的檢討工作而言，更為方便！

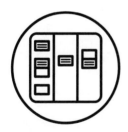
OKR 的看板機制

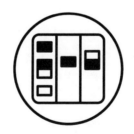
OKR 的顏色 / 燈號管理

第五部

OKR 與組織變革

第 19 章

OKR 與組織變革

1. 決心與雄心

OKR 與傳統的績效考核觀念，有天差地別的不同。千萬不要抱著傳統打考績、過去推動 KPI 的心態來實施 OKR。

OKR 本身就是傳統績效管理的大變革與大挑戰，若是缺乏變革心態的準備，並且未做好組織變革相關的溝通與共識，就比較不易看到 OKR 實施成效。

OKR 的導入能否落實，需要高階在實施前審慎的評估，決策組織是否能接受對傳統考績觀念的巨大變革？這種巨大變革的啟動，須要來自高階決策階層大破大立的強大決心 —— 唯有抱持雄心壯志，才能勇於挑戰極限，進而有效落實，並預見成果！

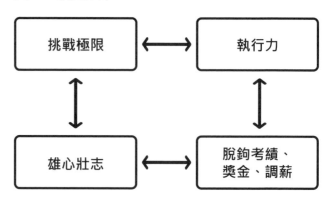

2. 觀念變革帶動績效 V 形反轉

OKR 有幾個重大的觀念變革,例如:

a. OKR 的全面公開透明化。
b. OKR 與傳統考績、調薪、獎金脫鉤。
c. OKR 的評分多數落在 0.6 ～ 0.7 之間。
d. 強化主管對部屬的尊重與溝通。
e. 從上往下、由下而上的全面溝通互動。
f. ……。

這些都屬於企業經營管理體質的轉換,不易很快地顯現立竿見影的效果!以 OKR 帶動一般主管管理思惟轉換,需要較長時間,試問高階是否有足夠的耐心看長期變革的成果?

OKR 的變革思惟與作法,能有效提升主管管理素質,並且強化企業經營體質。成功的 OKR 將帶動企業績效浴火鳳凰、脫胎換骨般的 V 行反轉。

3. 結構化與敏捷的 OKR

承續組織的使命、願景，企業達成使命、願景所選擇的策略究竟是什麼？而在所選擇策略下，有哪些重要的策略執行事項可轉化為 O（質化敍述的目標）？在 O 以下，如何衡量各個不同的 O，以及期望 O 達成的成功程度？

另一方面，OKR 為擴大動態管理彈性，OKR 整合了部分 Agile 敏捷軟體開發／敏捷專案管理的概念，以求快速、有效地因應外在環境變動或顧客需求改變情況下，即時追蹤 OKR 最新進度，並及時調整，以滿足企業經營與外部顧客需求。

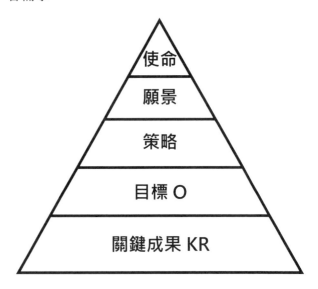

第 20 章

OKR 與績效大革命

1. 對傳統績效考核的質疑與挑戰

下列問題可以思考：HR 除了收、發考績表，核算強迫分配以外，還有哪些附加價值？績效考核的結果是提升績效，或是摧毀績效？績效考核所花費主管的時間，值得嗎？許多企業在內部人事評議委員會中的跨部門／同儕評比，是促進團隊合作，抑或摧毀團隊合作，甚至製造更大的團隊衝突？傳統人資通常會建立人事評議委員會的考核機制，來裁定主管考績 —— 這究竟是一個好方法，抑或一個笨方法？值得深入檢討與評估！

2. 廢除績效帶給 HR 的沈重省思

傳統的績效考核存在太多 HR 自以為是的觀點。昨日之是，今日之非。深刻反省過去失敗的關鍵何在？到了痛定思痛、痛改前非的關鍵時刻了！請 HR 擺脫舊思惟、開拓新局面，必須改弦更張，打破過去的考績思惟，開啟後績效管理的新時代！

廢除績效的高漲聲浪下，還在逃避現實、鴕鳥心態嗎？企業人資人應該以革命與創新精神，重新思考未來企業內績效管理的可能做法！績效大革命時代早已來臨！

3. 打破傳統的思惟框架

OKR 會是點亮 HR 未來績效管理發展方向的一盞明燈！傳統以考績為核心的績效管理機制已經過時該被淘汰了！在以 OKR 所帶動的新績效管理革命浪潮下，請以 OKR 為核心，重新思考貴公司的績效管理制度！

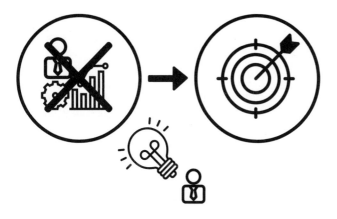

第 21 章

掌握敏捷精神的 OKR

1. 跳脫框架思考因應快速變動

敏捷不該只侷限在敏捷軟體開發與敏捷專案管理的框架。事實上，敏捷應該是企業經營過程中，面對外部環境中各種快速的動態環境變化，於內部流程與各項措施如何快速因應，以適當滿足來自各方多元且多變的需求。

敏捷在因應外部動態環境與顧客需求時，它應該是企業經營的核心精神，亦可轉換為主管必須具備的一種管理心態！

OKR 必須跳脫傳統框架，擺脫以往以不變應萬變的舊心態，進而融入動態調整、機動應變的新精神！

在目前的網路化時代，企業競爭日益劇烈，往往在不知不覺中，有一些新的競爭對手應用新的科技，突然衝進市場，大殺四方！面對這樣的競爭環境，無不欲創造與掌握顧客新需求，而OKR 又能如何協助企業掌握與整合顧客的新需求？

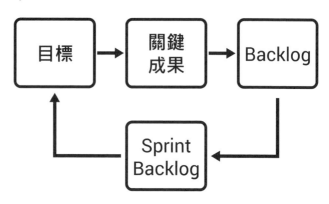

2. 先射擊，後瞄準

在前述提及有關動態環境下的管理心態，強調因應與融入敏捷經營精神的新時代企業經營。換言之，「先瞄準，後射擊」的時代已經過去，已無法等資訊蒐集完整後才行動；「先射擊、後瞄準」的時代已經來臨，應於資訊蒐集不完整前提下，立即嘗試與摸索。在混沌未明的情況下，只有「先射擊」試水溫，再做調整，而 OKR 也應同時具備這樣的靈活特質！

傳統的工廠管理時代，主管或品管專業人士，都在提高效率與降低成本下，再三強調「第一次就把事情做對」。

曾幾何時，「第一次就把事情做對」的傳統心態已經過去，第一次錯了又怎樣？從錯誤中檢討，學習失敗經驗，及時、即時、快速調整，才是王道！ OKR 可以具備這樣的精神嗎？

第 22 章

OKR 與心態

主管與員工心態決定實施 OKR 的成敗。心態是一種能力，鍛鍊自己從困難中發現機會。「心態」是個人性格的一部分，也是能力的一部分，我們可以透過具體的步驟，擺脫自怨自艾的定型心態，藉由培養成長心態，持續努力，勇於接受挑戰。讀者可以思考所處企業中，大部分的員工與主管，是定型心態，還是成長心態？

1. 成長心態

根據史丹佛大學（Stanford University）心理學教授卡蘿·杜維克（Carol Dweck）的研究，傑出人士比較不會因為失敗而萬念俱灰，而是將其視為「學習」。這就是成長心態（growth mindset），**認為能力、資質、技術是持續不懈努力的結果**。不僅知所不足，渴望不斷學習，更透過努力和教育訓練，隨時間逐漸成功發展。懂得把錯誤、挫折當做學習成長機會，不會在困難與挫折面前退縮。

另一方面，成長心態者積極挑戰自己，試圖嘗試旁人看起來根本不可能成功的事。而 OKR 的顛覆性追求挑戰的思考，須要從高階開始抱持成長心態。

2. 定型 / 僵固心態

帶著定型心態的人覺得能力、資質、技術無非是天賦，無論多麼努力都不會因此改變；相信能力無法改變，並且將成功歸於無法改變的因

素，例如智力與資質—不但懼怕且無法面對失敗，逃避新挑戰／機會，從而限制自身發展的各種可能，而安於現狀、停止學習、抱殘守缺。

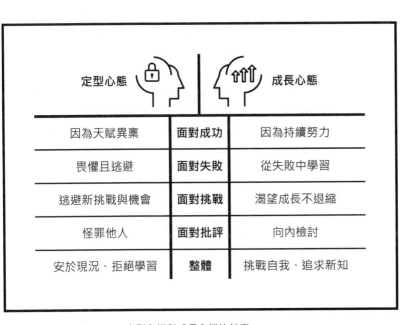

定型心態		成長心態
因為天賦異稟	**面對成功**	因為持續努力
畏懼且逃避	**面對失敗**	從失敗中學習
逃避新挑戰與機會	**面對挑戰**	渴望成長不退縮
怪罪他人	**面對批評**	向內檢討
安於現況、拒絕學習	**整體**	挑戰自我、追求新知

定型心態與成長心態比較表

3. 變革心態

微軟（Microsoft）執行長薩蒂亞‧納德拉（Satya Nadella）2014 年接任執行長時，面對的是危機四伏的老化心態。團隊成員間互相競爭，遇到問題想的不是如何有效解決，反而是怪罪彼此、推託責任。

納德拉明白，微軟轉型的第一步並非改變

策略，而是改造內部文化。他認為要激發員工潛能，必須先讓員工以正面的態度面對批評與建議，而非因害怕出錯、失敗，而對不好的事情閉口不談、不作為，這就是僵化心態。與其對現況感到沮喪，不如積極應對，尋找解方。養成遇到挫折仍堅持不懈，不僅積極尋覓各種方法解決問題，面對批評也能虛心接納並加以改進。

因此，納德拉推行高風險計畫（high-risk projects），鼓勵員工提出創意的點子，即使不被看好，也要有勇於嘗試的精神。除此之外，納德拉也會帶領高階主管，與各部門的負責人開會，共同檢視錯誤，並從經驗中學習。

綜上所述，在納德拉刻意塑造具成長心態的企業文化，使微軟睽違 15 年，於 2018 年東山再起，重領風騷。

第 23 章

以團隊為核心
找回失落的執行力

個人雖然重要，但 OKR 的實施重點在於「以團隊績效爲核心」。團隊成員間能否截長補短，整合團隊個別成員的努力，創造最大的團隊綜效，團隊的主管扮演最重要、最關鍵的腳色！

團隊管理與領導的重點在於「主管是否能夠發揮領導管理功能」，管理、領導、整合團隊成員。除此之外，則是團隊成員是否適才適所，各司其職，在個別崗位上兢兢業業？

團隊執行力

團隊有其使命與目標，在達成團隊目標過程中，最重要的就是團隊執行力。

團隊的執行力，不是從天上掉下來，不勞而獲的禮物！

PDCA 是執行力的基礎

團隊執行力的關鍵是「主管的領導與管理」，強化執行力從落實最簡單的 PDCA 開始。由誰帶頭示範作用？就是每一位主管！PDCA 流程的落實必須從主管開始！

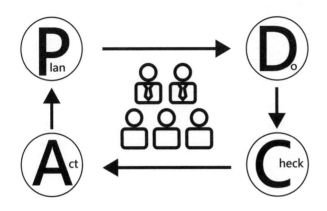

第六部

OKR 與 HR

第 24 章

OKR 的評分機制

1. 以如何評分 / 評分範圍

OKR 的評分設計是以 0 ～ 1 為範圍。在結合「壯志雄心」與「挑戰極限」前提下，OKR 的評分機制是以 0.6 ～ 0.7 為可接受範圍。

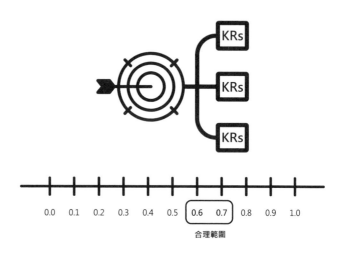

2. 共識與評分重點

為減少爭議，評分的結果應以主管與部屬之間的開放討論為核心。但在這裡特別強調，主管與部屬間經常性地針對 OKR 的討論，才是評分互動的基礎。

僅有評分或僅於評分時才有互動，都失去了 OKR 的基本精神。主管與部屬針對 OKR 的日常性溝通，才是評分共識的關鍵。

除了 OKR 的達成結果外，部屬日常工作中，與其他團隊成員或跨部門溝通協調的「過程績效」亦為重點。與部屬在日常工作行為中所展現的「特質績效」，也是在評分互動過程中的關鍵──主管應該特別注意部屬這些部分。

特質	過程	結果

第 25 章

有沒有搞錯
OKR 與考績脫鉤

1. 你很難接受的革命

對很多台灣企業的高階主管或 HR 來說，考績就是打分數或打等第，這種觀念根深柢固。KPI 或考績結果存在的價值就是考績、調薪、獎金的根據。這種觀念對主管來說真的是天經地義，甚至幾乎可說是不可修改的金科玉律！

然而，當進入 OKR 的時代，最大的挑戰之一便是：**OKR 與考績脫鉤**！這對大多人而言，簡直就是離經叛道！要讀者能相信也許很難！可以理解為何大多數的主管與 HR，在理智上、情感上遭遇到難以放棄的困境！畢竟，大多數的主管與 HR，已經接受這樣的觀念與做法數十年如一日！

不過，請考慮推動 OKR 的各位，重新思考，必須找出可行之道，無可避免！否則，未能與考績脫鉤的 OKR，便不是真正的 OKR。再者，更可能加大推行 OKR 的失敗風險！

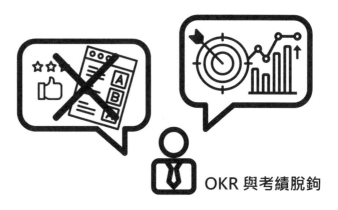

OKR 與考績脫鉤

2. 考績評分／評等，
對企業績效提升的價值

幾個關於傳統考績評等存在必要性問題，請讀者想一想：

a. 傳統的考績評等對組織績效提升真的有幫助嗎？若確信！能否提出充分證據？

b. 在 HR 設計的一年一次，或一年兩次的績效面談中，主管真的有把所有的、最後的評分／評等結果，告訴部屬嗎？如果沒有，又是為什麼？

c. 最後的評分／評等結果，對絕大多數的一般同仁而言，究竟是正面激勵，抑或是負面打擊？

d. 除了 HR 以外的企業高階主管，對於評分／評等（特別是強迫分配），究竟是站在正面支持，抑或是負面反對的腳色？

e. 主管對於 HR 設計的傳統績效，期初目標設定、期中檢討、期末考核，所投入時間與精神，覺得值得嗎？

f. HR 窮盡蠻荒之力，全力捍衛的傳統考績「馬其諾最後防線」，在多數主管與員工的客觀質疑下，還想堅持多久？

g. 走出傳統考績評等框架，難道就毫無容身之所？

第 26 章

有沒有搞錯 OKR 與獎金脫鉤

1. 為何要脫鉤

根據考績結果發獎金，我們能確認所帶來的都是正面激勵效果？根據考績發獎金，員工真的感到心服口服？金錢也許萬能，但是根據考績發獎金，除了正面效果外，也可能發生員工為追求獎金極大化，因此會刻意訂下挑戰性偏低的目標，讓自己輕易可以達成目標，甚至超越目標！主管若考慮將目標訂得稍為有一點挑戰性，部屬寸土不讓，與主管爭得面紅耳赤，甚至爆發激烈爭議，不願調高目標。

顯然地，衝突導火線就是因為寸土寸「金」啊！這就是獎金帶來的負面效果。

獎金所能激勵的，究竟是光明面，還是黑暗面？可以確認的是，獎金會增加主管要求部屬訂定高挑戰度目標的難度。

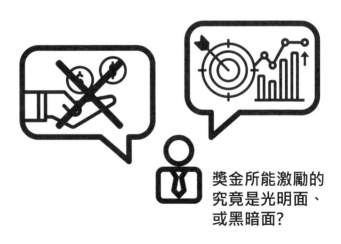

獎金所能激勵的究竟是光明面、或黑暗面？

2. 對主管管理能力的要求

傳統缺乏激勵能力與技巧的主管，把調薪、獎金、晉升當成激勵部屬的「三寶」。主管只懂得用這「三寶」激勵部屬，其他的激勵方式，完全置諸腦後。

大家可曾想過，這樣做眞的對嗎？事實上，這「三寶」既然全部都是公司給他的資源，那麼這樣的主管管理能力哪裡去了？領導威信哪裡去了？溝通說服能力哪裡去了？專業能力又哪裡去了？

當主管與部屬之間只有權力、利益交換的現實關係時，團隊成員間完全失去了同事情誼了嗎？失去了主管與部屬間的情誼了嗎？甚至可以說，主管與部屬之間完全喪失了彼此信賴關係，以及團隊合作關係。倘若部屬之所以願意服膺於主管，只爲了那「三寶」，那麼可以萬分確認，這樣的主管的領導管理能力，絕對應該再審愼評估！

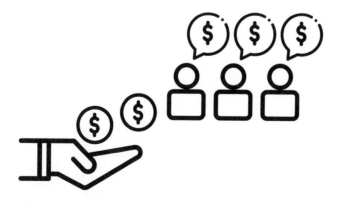

3. 主管的全方位激勵

　　根據研究，部屬之所以會信賴、尊重主管，最重要的原因之一是主管充分理解他的專長與能力，並給予部屬充分發揮的機會，提供施展專長的舞台。接著，在專案進行中，協助、提點、指導部屬，給予必要的協助。最後，在部屬的工作成就達成之後，不搶部屬功勞，願意嘉勉、鼓勵部屬，讓部屬感受到主管具有「一顆熱忱領導的心」。

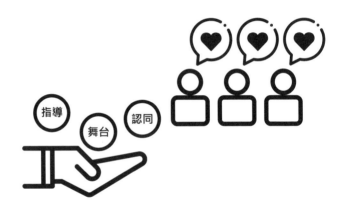

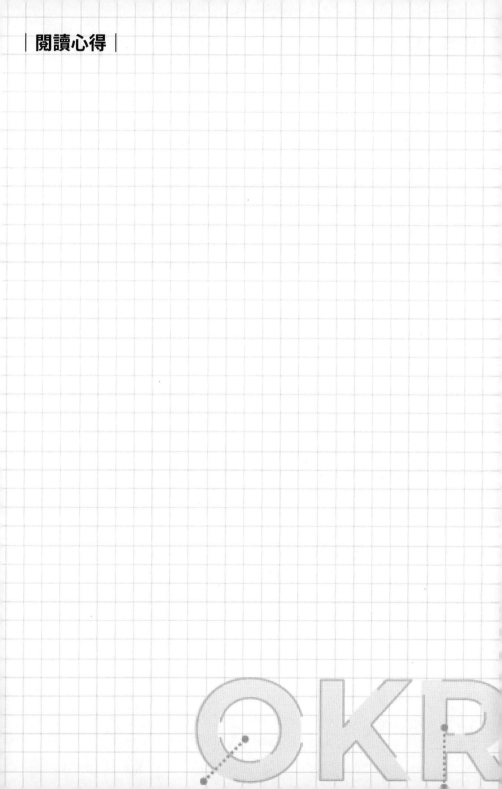

第 27 章

有沒有搞錯
OKR 與調薪脫鉤

1. OKR 與調薪脫鉤

調薪與 OKR 評分脫鉤，最主要的關鍵之一，就是因為調薪最重要的考量不應著重過去的貢獻（獎金則著重過去的貢獻），而是員工未來對提升團隊與組織績效可能貢獻的程度。特別重要的是，主管對部屬經常近距離觀察，最理解部屬的人之一應該就是他的直屬主管！

未來的貢獻

直屬主管，對部屬未來可能對團隊的貢獻做出怎樣的評價，才是最關鍵的因素；過去的表現並不是調薪的主要考慮。

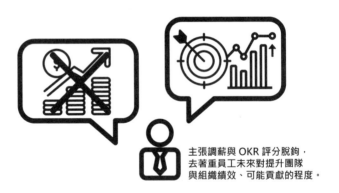

主張調薪與 OKR 評分脫鉤，去著重員工未來對提升團隊與組織績效、可能貢獻的程度。

2. OKR 與員工自我挑戰

OKR 挑戰度的多元性具重大意義，OKR 以自我挑戰為核心，但是若 OKR 結合獎金，將嚴重衝擊員工追求挑戰的程度。

3. OKR 評分偏差的本質

除此之外，在 OKR 的評分上，評分高，可能是來自於 OKR 難度低；評分低，則可能是來自於 OKR 難度高。

評分高，也可能是來自於外部環境因素朝正向發展；反之評分低，也有可能是來自於外部環境因素負向發展。

公司經營績效，來自團隊的心態與合作

另一方面，個人努力與才智固然重要，但企業經營最終績效，通常來自於團隊力量的整合，因此團隊才是績效的核心！獎金應以團隊獎金爲焦點！

第 28 章

有沒有搞錯
OKR 與晉升脫鉤

1. 為何晉升的思考

考量誰最值得晉升，OKR 可以代表一切嗎？

答案是，OKR 可以做為晉升時的考量因素之一，但不應該是唯一的因素。

更重要的是，當評估是否要晉升一位部屬的目的，究竟是酬庸、激勵，抑或是讓他 / 她擔負更大的責任？

a. 酬庸：以晉升做為酬庸的工具，是代價最高的酬庸。因為後續更嚴重的影響是，真的有能力帶領新的團隊嗎？

b. 激勵：利用晉升作為激勵，效果究竟是激勵或是反激勵？值得深度探討。因為對當事人而言，也許是激勵，但是對即將接受他 / 她的管理與領導的新部屬而言，可能是反激勵。

c. 擔負更大的責任：很好，這是對的方向！

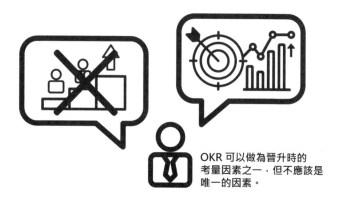

OKR 可以做為晉升時的考量因素之一，但不應該是唯一的因素。

但是，能確定 OKR 評分高的人，一定能夠承擔更大的責任嗎？

OKR 的評分內容可能包括：

a. OKR 達成度。
b. 當初所定 OKR 的達成挑戰度 / 難易度。
c. OKR 對團隊的貢獻度。

另外，還要考慮當事人：
a. 與他人的團隊合作。
b. 利益衝突時，考慮個人抑或考慮團隊？

2、熟練度≠績效

熟練度的誤導係指工作上熟能生巧後熟練度自然提升。很多資深員工因為長期從事單純的工作，熟練度提升的結果，提升了他們表面上的績效與對組織的貢獻度。但是，就工作的價值與貢獻度而言，並非如此！

再深度思考一下就發現，其他人只是目前較資淺，若能假以時日，也會有同樣的熟練度。

因此，做為主管必須審慎考量，當員工OKR 評分高時，其原因是來自於日積月累的熟練度，抑或是還有其他影響因素。在此情況下，何妨來個工作輪調，藉由新的職務與工作內容安排，重新檢視部屬的能力與潛力！

最後，請謹慎思考：在現今瞬息萬變的全球

化企業激烈競爭中，組織最須要晉升一位能「維持現狀」還是「突破現狀」的員工，以有效提升組織競爭力？

3. 承擔更大的責任的基礎

一位員工之所以能夠承擔更大的責任，並對組織創造更大的貢獻，其原因當然很多。

但是，歸納而言，第一是接受挑戰的勇氣；第二是面對失敗的勇氣；第三是從失敗中檢討原因，再度奮起的勇氣。

OKR 在組織的成功推動與實施中需要這三種勇氣的結合 —— 不論主管或員工都是這樣。

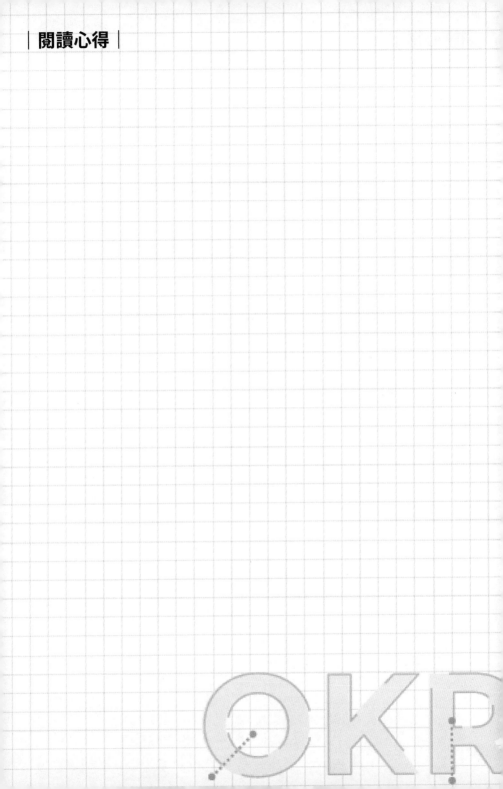

第 29 章

結 論

OKR 的導入

OKR是一個能夠提高企業執行力的好工具，每個公司都可以去導入OKR。然而，其中有些事須要注意，特別在最後一章做些提醒！

a. OKR 重視溝通與辨證

一個公司若太過習慣於聽命行事，或是整個組織文化大部分的人只願做好分內的工作，無法理解與啓動OKR的思辨與討論；一個公司如果缺乏完全溝通與辨證的文化，導入OKR是不容易的。

b. OKR 的導入需要決心與耐心

OKR導入需要一段時間，在這段期間內，不論是領導人或是菁英幹部都會覺得很辛苦、很麻煩，並不是指瞭解OKR的效益與優點就能導入成功，而是必須要有決心、夠堅持，才能夠順利地完成導入專案！

c. OKR 的導入需要領導人與幹部的反省力與高 EQ

如果公司的領導人有這些特質就比較適合導入，循序漸進地讓大家相信不會因為意見不同而有什麼不良的後果，才能讓組織真正地接受這個制度！

d. 面對 OKR 對考績與薪獎制度的影響

大部分實施OKR的公司，都把OKR與考績脫勾，脫勾的過程中對組織的氣氛與管理有一定的影響，必須要在導入前加以討論，並且預做準備，才能避免不必要的困擾！

特別適合 OKR 的兩種公司：

a. 新創公司

新創公司有幾百件事情要同時完成，OKR制度可以讓全體同仁專注於公司最重要的目標，把有限的人力跟資源放在有共識的項目上。由於OKR限制了KR的數量，得以避免公司介入目前不該介入的選項。

b. 快速成長的公司

快速成長的公司必須集中精神強化核心能力，才能掌握市場機會，成為市場領導者！可是企業往往在這時候分心到其他機會，一旦分心就容易錯過成長的最佳機會！

導入的階段：

a. 第 0 個階段：認知期

首先，必須花時間去理解 OKR，比較這種工具適不適合公司。一旦經營層完成認知，就可以研究導入 OKR 的目的。接著，分析導入 OKR 的成本效益。每一種工具的導入都會對現有的制度產生影響，也會產生適應成本 —— 經歷了這個過程之後，公司才能得到足夠的效益！

b. 第 1 個階段：適應期

由於新工具要消耗非常多的討論時間及辨證，因此不論是經營層，還是部門層，都會覺得有點辛苦。經營層要花時間去設立，部門層更要去討論與設立，而每季追蹤的工作又很有壓力。因為每個公司有著不同的文化與規模，所以不同的公司，就會有不同長短的適應期，無法一概而論！

c. 第 2 階段：熟練期

大約過了幾個季度，組織就逐漸適應了這個工具，就會慢慢地熟練相關的思辨與語言。在導入後的第一年的年底，公司就會開始進入第二年的 OKR 的設定，一旦完成了第二年的 OKR 設定，整個組織就完成了導入。

d. 第 3 階段：信心期

一旦大家熟練工具，OKR 的溝通以及辨證就逐漸成為公司的文化，公司執行力就會逐步提高，對公司的效益就會產生，因為大家對 OKR 產生了信心，OKR 就導入成功了！

OKR 是個目標設定與管理的優質工具，希

望大家能夠在公司經營上與個人人生上善加利用
它！

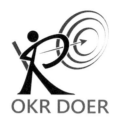

OKR 實踐家

台灣第一專注 OKR 實踐的社群

2019 年可以說是台灣 OKR 元年，在 2019 年，許多企業紛紛投入人力、資源在學習 OKR，許多企業也嘗試在企業內導入 OKR。

蘭堉生老師與王星威老師，看到許多人在學習 OKR 時，面對許多問題，包含 OKR 的設定、執行。有鑑於一個人走的快，一群人走的遠，兩位老師目標希望台灣 OKR 能順利發展，協助企業與個人邁向成功的目標，因此共同成立了「OKR 實踐家」社群，希望藉由大家在社群中彼此學習，加快學習的正確性與效率。

除了經營 OKR 實踐家的社群之外，王老師更推出「OKR 讀經班」等活動，來協助學員提高對 OKR 關鍵與精神的認知！蘭老師也隨時在分享全球 OKR 的現況與輔導 OKR 的個案分享。

如果要幫「OKR 實踐家」設定目標：「幫助 OKR 實踐家以 OKR 達到企業與人生的目標！」在這個目標下的關鍵成果：「經營台灣最關鍵的 OKR 社群！」

OKR 實踐家
FB 粉絲專頁

OKR 實踐家
FB 社團

敏倢人資整合服務

AGILE HR
敏倢人資整合服務

　　蘭堉生老師與王星威老師觀察，OKR 逐漸成爲全球企業目標管理的主流，敏倢人資協助企業以敏捷精神（Agile) 與工具，來面對大環境的變化，讓企業以創新方式，達到企業永續經營的目標。

　　在這樣的理念之下，以 OKR 課程爲核心，輔導企業實施 OKR，協助企業有能力面對未來變動 (Volatile)、不確定性 (Uncertain)、複雜 (Complex)、模糊 (Ambiguous) 的挑戰！

　　敏倢人資提供企業整合服務方案，包含：

- 企業經營諮詢顧問服務
- 企業培訓課程規劃與服務
- OKR 課程與導入服務
- 企業人資諮詢顧問服務
- 人資功能客製化服務

敏倢人資整合服務
FB 粉絲專頁

敏倢人資整合服務
官網

敏倢人資整合服務
LINE@

蘭老師 FB 粉絲專頁

面對全球進入 VUCA 時代，需以 Agile 敏捷思維與行動，來面對與適應新的世代。蘭老師提供人資人最新、全方位 HR 趨勢潮流剖析，邀您一同前瞻 HR 國際脈動、擁抱創新 HR 思維、實務應用於工作中，更掌握自我未來的發展規畫！

蘭老師開設三種人資系列課程：

★ 掌握全球企管脈動 — 全球人資大趨勢：針對 HR 創新、趨勢與熱門議題，進行多面向、多角度分析與深度探討，並回歸到人資人的角度，探索企業與人資如何因應趨勢，提早規畫與準備。

★ 剖析重要進階議題 — 人資戰情室：針對 HR 與資深主管，特別規畫一系列「人資進階課程」，深入剖析快速變動的 VUCA 浪潮下，人力資源管理面臨之重大變革與重要議題。

★ 提升全方位即戰力 — 人資大學堂：以豐富的 HR 資歷與多年企業輔導經驗，利用國內外的個案分享，鼓勵學員逆向思考以求突破制約，提升 HR 全方位即戰力。

蘭老師
FB 粉絲專頁

OKR 系列課程

掌握實施 OKR 心法與 OKR 輔導經驗分享！
讓您聽得懂 × 寫得出 × 做得到！

OKR 設定實戰 ─ OKR 操作實務探討

　　當 OKR 風靡全球時，台灣亦有非常多企業已經在導入 OKR。學員們反映往往看完了書，覺得道理簡單！但在企業內實際實施時，卻不知道怎麼開始！兩位老師從學員的互動以及企業輔導專案中，發現企業雖然似乎在推動 OKR，但實際上仍是以 KPI 態度與思惟在執行 OKR ！

　　經營層總有許多的好點子，但企業需要用 OKR 來總量管制目標！OKR 就是經營與管理之間的橋樑！藉由 OKR 的思辨、思辯，使組織資源集中於重要的事，強迫對焦最重要的目標！如此一來，不僅提高組織專注力、使同仁高度投入、更培養同仁專案管理能力！兩位老師將以豐富的實戰與企業輔導經驗，透過實際演練，解開您的疑惑與矛盾！

　　歡迎正在評估導入 OKR 或是已經導入 OKR 的業者，透過課程掌握 OKR 實務操作細節，與老師交流，了解如何解決實務問題！

HR 必修 — OKR 與考績、調薪、獎金脫鉤解析

每年各部門到了年度績效考核時，總是鬧得雞飛狗跳！員工為了爭取更高的獎金，在報告上努力「優化」自己的績效！主管們為了考績評量，以及有限的獎勵分配，也傷透腦筋。

OKR 評分不與考績、調薪、獎金連動，卻能提升經營績效？！

OKR 不該拿來當考績工具，原本的考績、獎金制度要怎麼改？

蘭堉生老師協助許多企業導入 OKR，在第一線發現許多人資人無法處理企業導入 OKR 的實務問題，本課程將以實務案例協助人資人用更高的思惟處理如何擺脫 OKR 與考績、調薪、獎金複雜三角糾纏關係！

歡迎企業主、高階主管、人資主管、部門主管與蘭老師一同探討，擺脫績效、獎金的迷思，帶領企業邁向成功的目標！

提升 OKR 執行力的奧秘 — 破解 OKR 的 CFR 應用實務

　　傳統的績效面談，總是主管用高高在上的態度去檢視、評分部屬過去表現，成爲部屬與主管皆感到厭煩的例行公事。

　　蘭堉生老師從 2003 年擔任外商亞洲區 HR 最高主管，該公司與 Intel 有緊密的合作關係，當 Intel 推動 OKR 時，蘭老師便在亞洲各國分公司推動與實踐 OKR。

　　蘭老師發現企業在導入 OKR 時，許多企業忽略 CFR 的重要性，CFR 不同於過去的年度績效考核，強調對話 (Conversation)、回饋 (Feedback)、讚揚 (Recognition)。是落實 OKR 成功的關鍵！

　　- 哪些場合是重要溝通時機？
　　- 怎麼透過 CFR 訂高品質 OKR ？
　　- 如何做到持續性績效管理？

　　本課程將由蘭老師以精彩的實務分享加上實務演練，帶您掌握 OKR & CFR 技巧！

擁抱顛覆性的革命觀念 — OKR 基礎認證班

OKR 是 Revolution 不是 Evolution ！ OKR 是一個對企業、部門、單位、 團隊，重大與關鍵項目的理性與深度思辨、思辯的溝通過程。

目前流行所談的 KPI、OKR 都是以目標管理為基礎，然而：
實施 KPI 未見成效，問題出在哪裡？
OKR 比較好嗎？該如何在企業內導入？
敏捷又與 OKR 有什麼關係呢？

透過蘭堉生老師的系列課程，帶您全面且深入地認知 OKR ！不僅帶您突破傳統考績的迷思與謬誤，更讓您突破 KPI 心魔！

蘭老師將分享豐富的企業 OKR 實務操作經驗，以及獨門心法「結合敏捷式績效管理的 OKR」！

從正確策略著手 — 企業策略規劃與 OKR 設定實務班

兩位老師在輔導企業過程中，發現許多企業在實施 OKR 的問題，存在於上位的策略選擇。以致於在目標、關鍵成果上設定上產生偏差。

透過本課程，從策略透過 OKR 管理工具，將協助企業，從使命、願景與策略，發展出企業發展的關鍵「目標」與必須要達成的「關鍵成果」。讓企業策略與 OKR 上下連結且相互支持。

蘭堉生老師將帶您一同了解「策略規劃流程與操作實務」，了解策略規劃的重要性，並檢視自己是否擁有策略思考能力？貫穿企業的使命、願景、策略，規劃最適當的企業經營策略！

王星威老師將與您一同深入研究、思辯「OKR 設定的實務應用」，完成企業策略規劃後，需要有適切的管理工具，確保企業持續在完成「最重要的事」！

國家圖書館出版品預行編目（CIP）資料

速解 OKR：開啟企業經營與管理的顛覆式革命 / 蘭堉生，王星威著 . --
第一版 . -- 臺北市：傳人出版 / 崧燁文化發行，
2020.6
面；　公分

ISBN 978-986-516-235-1（平裝）

1. 目標管理

494.17　　　　　　　　　　　　　　109006115

書　　　　名：速解 OKR：開啟企業經營與管理的顛覆式革命
作　　　　者：蘭堉生 , 王星威
監　修　者：OKR 實踐家
責 任 編 輯：徐千雯
校　　　　對：朱金銘
封 面 設 計：徐藝真
內 文 排 版：徐藝真
發　行　人：黃振庭
出　版　者：傳人出版股份有限公司
發　行　者：崧燁文化事業有限公司
E - m a i l：sonbookservice@gmail.com
粉　絲　頁：　　　　　　網 址：
地　　　　址：台北市中正區重慶南路一段六十一號八樓 815 室
8F.-815, No.61, Sec. 1, Chongqing S. Rd., Zhongzheng
Dist., Taipei City 100, Taiwan (R.O.C.)
電　　　　話：(02)2370-3310 傳　真：(02) 2370-3210
總　經　銷：紅螞蟻圖書有限公司
地　　　　址：台北市內湖區舊宗路二段 121 巷 19 號
電　　　　話：02-2795-3656 傳真 :02-2795-4100
印　　　　刷：京峯彩色印刷有限公司（京峰數位）

本書版權為傳人出版股份有限公司所有授權崧燁文化事業有限公司獨家發行電
子書及繁體書繁體字版。若有其他相關權利及授權需求請與本公司聯繫。
定　　　　價：250 元
發行日期：2020 年 6 月第一版